El Poder Curativo de la Sábila

El Poder Curativo de la Sábila

La planta de la salud humana y animal

May Ana

Grupo Editorial Tomo, S.A. de C.V.
Nicolás San Juan 1043
03100 México, D.F.

1a. edición, marzo 2000.
2a. edición, junio 2002.
3a. edición, marzo 2004.
4a. edición, junio 2005.

© *El Poder Curativo de la Sábila*
Autor: May Ana

© 2005, Grupo Editorial Tomo, S.A. de C.V.
Nicolás San Juan 1043, Col. Del Valle
03100 México, D.F.
Tels. 5575-6615, 5575-8701 y 5575-0186
Fax. 5575-6695
http://www.grupotomo.com.mx
ISBN: 970-666-225-1
Miembro de la Cámara Nacional
de la Industria Editorial No. 2961

Diseño de Portada: Emigdio Guevara
Supervisor de producción: Leonardo Figueroa

Ninguna parte de esta publicación podrá ser reproducida
o transmitida en cualquier forma, o por cualquier medio
electrónico o mecánico, incluyendo fotocopiado, cassette, etc.,
sin autorización por escrito del editor titular del Copyright.

Impreso en México - *Printed in Mexico*

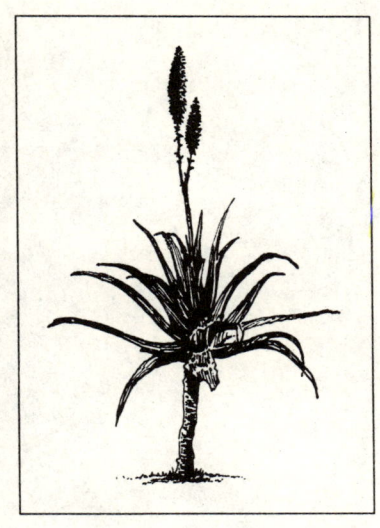

Introducción

Introducción

Pocas plantas en el mundo pueden compararse con la sábila o aloe vera, ya que sus enormes propiedades curativas sobre casi todo el cuerpo humano la hace imprescindible en los hogares y en los laboratorios del mundo, en muchos de los cuales siguen estudiando esta planta para descubrir todos sus beneficiosos secretos, no sólo para los humanos sino también para muchos de los animales con los que compartimos nuestro espacio y vida en la Tierra.

Pero esto no es nada nuevo, desde hace muchos siglos, en China e India ya conocían las extraordinarias cualidades curativas de la Sábila, inclusive es mencionada en sus muchas aplicaciones en el *Ayurveda,* que es la ciencia de la autocuración y aunque esta actitud de automedicarse actualmente no es recomendable, sí nos puede ayudar para evitar que muchas enfermedades se extiendan o nos causen dolores extremos, y en muchos casos, permite la recuperación de la salud.

Se puede utilizar aloe vera en forma de jugo, gel, acíbar, polvo, crema, tintura, té, zumo, en caramelos y pastas de dientes, ingerido, untado, comido o en gargarismos.

Por todas estas cualidades curativas de la sábila, es que he preparado este libro, para que sepamos los *por qué, para qué, cuándo, cómo* y *en qué* casos se puede aplicar el aloe en sus diversas formas, además de que es una planta que requiere un mínimo de cuidado por lo que es fácil cultivarla en casa e inclusive, ¿por qué no?, en oficinas, ya que aparte de ser sumamente curativa, también ofrece flores coloridas y hermosas que aunadas a sus hojas en forma de espada, nos proporciona a la vista un bello panorama del desierto.

Así es de que, a través de las páginas de este libro, aprenderemos a sacarle el mayor provecho a la sábila, no en balde llamada **la planta de la salud humana y animal.**

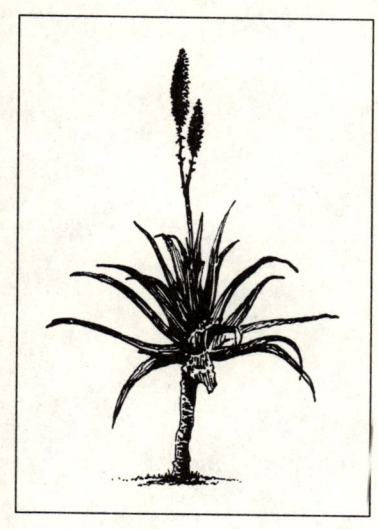

Historia de la sábila

Antes de entrar directamente al tema, es necesario aclarar que, en vista de que el uso común y popular de la gente habla de la sábila y del aloe indistintamente sin distinguir ninguna categoría entre ambas, haré y utilizaré estos términos como sinónimos, es decir, me referiré a la sábila y al aloe como una misma palabra.

Existen más de 300 especies del género *Aloe* en todo el mundo. De las tres o cuatro que se aprovechan comercialmente, la más popular es la *Aloe barbadensis Miller; es conocida también como aloe vera Linneo, Aloe vulgaris Lamarck* y otras.

Probablemente el nombre de *aloe vera*, que en latín significa 'aloe verdadero', se dio a esta planta porque es la especie de aloe que tiene fama de ser la más medicinal y terapéutica. Por otra parte, es la más fácil de conseguir y la única que se cultiva en el hemisferio occidental. La palabra *aloe* se deriva del árabe *alloeh* o del hebreo *halal*, que significan 'sustancia amarga y brillante', descripción que sólo es adecuada para uno o dos ingredientes de la sábila.

Se sabe que el aloe es originario del sur de África y que llegó a climas cálidos gracias a las rutas marítimas comerciales principalmente, y aunque esta planta se cultiva en India, China, América Central, Sudamérica, Caribe, España, Estados Unidos (destacando los Estados de Texas y Florida), por supuesto en México y en otras regiones tropicales y subtropicales, fueron los árabes los primeros en registrar este uso del aloe en el siglo VI a. C.

Se han encontrado imágenes grabadas de aloe vera en muros y sarcófagos egipcios de hace 6,000 años, por lo que se cree que este pueblo sabio la empleaba como medicamento y como un presente en los funerales de los faraones. Era tan venerada que se piensa que tanto la legendaria reina de la belleza, Cleopatra y la no menos hermosa Nefertiti, usaban una especie de gel de aloe como un secreto tratamiento de belleza, y si esto es cierto, de verdad que da buenos resultados.

También en nuestro continente, y principalmente en Centro América, las mujeres mayas utilizaban el gel de aloe como suavizante de cara y manos y los indios americanos contra quemaduras y como preventivo de ampollas, inclusive se dice en las leyendas que en la mítica fuente de la eterna juventud, el agua mana del centro de un racimo de plantas de sábila, como para no dudar de sus cualidades curativas y regenerativas.

Aunque actualmente las autoridades sanitarias de muchos países no consideran las diversas aplicaciones del *aloe vera* como un medicamento, su uso farmacéutico se remonta a un lejanísimo registro en unas tablillas sumerias de mediados del siglo 1700 a. C., y se le menciona en dos obras egipcias, el 'Papyrus Ebers', un libro médico, y el 'Libro Egipcio de los remedios', redactados en el año 1550 a. C. Inclusive, el filósofo griego Aristóteles se interesó en los efectos medicinales de la sábila y Alejandro Magno conquistó la isla de Socotra, ubicada frente a la costa oriental de África, por la abundancia de esta planta en su suelo.

Y la sábila también aparece en la Biblia como regalo que recibió Jesús por su nacimiento y como ungimiento después de su muerte: *Vino también Nicodemo, que en otra ocasión había ido de noche a encontrar a Jesús trayendo consigo una mixtura* de *mirra y áloe...*

Con estos antecedentes medicinales, no es de extrañar que al iniciar la era cristiana los médicos romanos como Disocorides y Plinio el viejo, escribieran sobre los atributos del aloe para sanar heridas, dolores estomacales, estreñimiento, jaquecas, picaduras de insectos, pérdida de cabello, enfermedades bucales y de encías, de los riñones y hasta contra irritaciones de la piel.

Ni qué comentar sobre los exploradores Marco Polo y Cristóbal Colón quienes conocían de sobra las cualidades de la sábila; y por si fuera poco, los sacerdotes jesuitas españoles del siglo XVI aumentaron los plantíos de sábila en América, ya que ellos eran médicos reconocidos, por lo que posteriormente se cultivó en las islas del Caribe gracias a su savia amarilla. Sin embargo, los biólogos del siglo XVII creyeron erróneamente que la planta era originaria de la isla de Barbados, por ello la llamaron *barbadensis*.

Al inicio del siglo XX, al producirse fármacos sintéticos, decae el uso de la sábila porque investigadores europeos la consideran únicamente para la evacuación de cavidades orgánicas (catarsis), pero con el inicio de la era atómica durante los años cuarenta, el aloe se convierte en un eficaz remedio contra la quemadura por exposiciones radioactivas. A partir de 1960 son redescubiertas las cualidades de la sábila, y además, se logran estabilizar los productos derivados de esta planta.

Y ya de lleno en el siglo XXI, la sábila es la planta que mayores promesas de alivio ofrece para muchas de las enfermedades que aquejan al humano actual, y varias de ellas las ha aliviado desde hace muchos siglos.

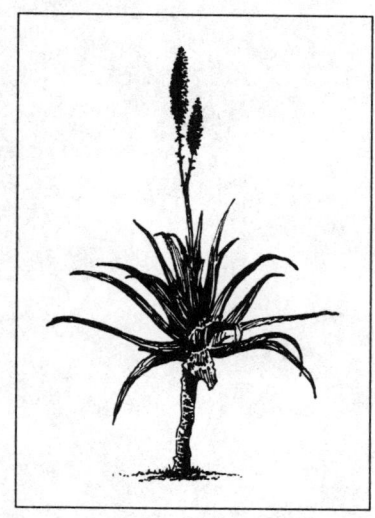

Descripción de la sábila

Descripción de la Sábila

La Sábila, Sávila, Zábila, Zabida, Zabira Pifa Zabila, Aloe o Áloe, como es conocida en el mundo y a la que se le da el nombre según la región de la que se trate, es una planta parecida al maguey, sin púa terminal, con flores tubulosas, rojizas o amarillentas; las hojas contienen un jugo viscoso muy amargo, ácido aloético y crisámico y aloína; y la palabra 'abira', antecedente de la sábila, proveniente del antiguo árabe que significa *Planta espinosa*.

El origen de las otras palabras que componen esta planta son: Áloe; del griego áloe, que en botánica significa planta perenne de la familia de las liliáceas del género Aloe, con hojas largas y carnosas, que arrancan de la parte baja del tallo, el cual termina en una espiga de flores. De sus hojas se extrae un jugo resinoso y muy amargo, el acíbar, que se emplea en medicina.

Otra definición es que *Aloe* viene del árabe 'alloeh' y del hebreo 'hallal' que significa *Sustancia brillante y amarga*.

Aparte de su ingrediente activo aloe, la sábila contiene pequeñas cantidades de aminoácidos, vitaminas, enzimas, complejos de antraquinona y otros elementos que por separado no producen ningún efecto de alivio, pero juntos permiten que las partes afectadas del cuerpo sanen.

Esta planta liliácea del género de los aloes, que en botánica se conoce como *genus aloe*, pertenece a las plantas monocotiledóneas del orden liliflores, gralte, herbáceas, raíz bulbácea o tuberculosa, hojas radicales o a veces sobre el tallo, flores terminales y con fruto capsular, pertenece a la familia de las xerófilas, lo cual significa que son de clima semidesértico y que son capaces de almacenar el agua que, posteriormente, necesitarán y administrarán según las condiciones del medio ambiente. A esta misma familia pertenecen el tulipán, el lirio y hasta el ajo.

Dentro de estas plantas, las hay desde las que crecen escasos 20 centímetros hasta verdaderos árboles de más de 20 metros de altura y con troncos también de más de 70 centímetros de diámetro.

Para que la sábila dé todos sus beneficios, debes cultivarla con un mínimo de cuidado, eso sí, déjalas crecer y madurar un mínimo de tres años, aunque la edad ideal para cosecharla y obtener sus productos es de cinco años, cuando los principios activos de la planta están en un alto grado de maduración.

Hojas

Casi todas las variedades de aloe poseen hojas duras, carnosas y gruesas y varían según la especie, es decir, que tienen dos, tres, cuatro o más hojas por planta. Los bordes contienen espinas extremadamente fuertes y varían en forma y tamaño, ya que pueden ser cónicas, curvas y triangulares, con un color amarillo en gran parte de ellas y dependiendo de los depredadores naturales de la planta de sábila se modifica la cantidad de espinas en las hojas.

El aloe es sumamente fácil de cultivar en forma casera, ya que requiere de escasa agua, es decir, la abundancia de ésta la ahoga con facilidad y sobre todo, tiene una cualidad que la hace especial, cuando su epidermis es dañada, cortada o fracturada en la superficie, la misma planta repara el daño causado y con ello restablece su salud y conserva todas sus propiedades curativas.

Flores

De la gran mayoría de las plantas de sábila brotan flores muy bellas de forma tubular y con racimos que pueden ser verticales o colgantes, sus corolas se componen de entre cuatro y seis pétalos y varían sus colores entre rojo, rosa, naranja, amarillo y blanco.

Tallo

Con tanta variedad de plantas de sábila es lógico que en sus diferentes especies tengan también tres tipos de tallos, veamos cuáles son:

a) Invisible o casi inexistente. En este rubro se clasifica al tallo que no existe o que es casi imperceptible, en el cual, únicamente examinando de cerca la planta se podrá apreciar cuando lo hay, siendo sumamente delgado y corto o simplemente no existe.

b) Leñoso y corto. Aunque contenga estas características, es fácilmente apreciable por lo que no puede confundirse con las plantas de la clasificación anterior.

c) Leñoso y ancho. Este tipo de tallo es como de arbusto o inclusive de árbol y puede ramificarse sin dificultad permitiendo con esto que las hojas se implanten fácil y directamente en las palmas.

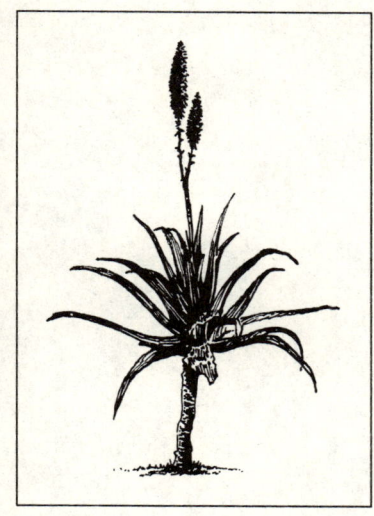

Reproducción

Reproducción

No cabe duda de que la sábila es realmente una planta excepcionalmente diferente del resto de las de su tipo, ya que su ciclo de vida no depende de la distribución de las semillas por aire o insectos sino por su propia acción de buscar el suelo para arraigarse a él y crear nuevos brotes. Veamos cómo es su ciclo reproductivo.

Por semillas

Una característica peculiar del aloe vera es que para su reproducción natural las semillas no son las más importantes, ya que su papel es casi inexistente o no representan mayor importancia en comparación con otras especies de plantas.

Por acodo

Este método es la mejor forma de propagación y reproducción de la sábila y se da cuando algunas partes de la planta se inclinan mucho hacia el suelo y esto les permite arraigarse y echar raíces para la creación de nuevos brotes.

Por nuevos brotes por trozos de planta

También se reproduce esta planta cuando algunos trozos de ella se rompen y caen al suelo, permitiéndole esta acción echar raíces y facilitar el nacimiento y crecimiento de otra mata más de aloe.

Por estoles

Otro método más de reproducción es a través de 'estoles', es decir, pequeños brotes de vástagos que nacen en la base del tallo, y que al crecer y por estar muy cerca del suelo, empiezan a echar raíces y nuevamente el ciclo de vida se lleva a cabo y repito, realmente no requiere de mucho cuidado, poca agua y poca luz solar directa son la clave para que la planta de sábila crezca sanamente.

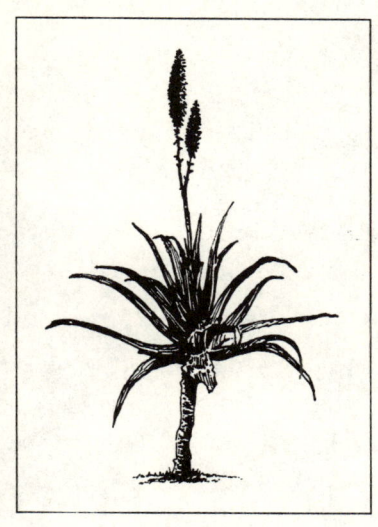

Cómo cosechar planta de sábila en casa

Con todas las propiedades que se han descubierto de la sábila desde hace mucho tiempo, qué mejor que tengas una o varias plantas de este tipo en casa, al alcance de la mano, para tu salud física y orgánica y la de tu familia.

Puedes obtener estas plantas a través de compra de semillas en viveros o invernaderos, tiendas herbolarias y de autoservicio o consiguiendo una 'mata', es decir, hojas o semillas, con otras personas que ya la hayan logrado cosechar.

Recuerda que, como el aloe es una planta de ambiente semidesértico, debes plantarla en un sitio seco, con poca luz solar directa, con arena en el suelo y una buena filtración para permitirle al agua llegar hondo, y esto a su vez facilitará que las raíces crezcan con mayor rapidez y profundidad. Es necesario remarcar que no debes regar la planta todos los días, únicamente y dependiendo de una observación visual cercana, agrégale agua cada cuatro, cinco o seis días siempre y cuando el suelo esté completamente seco, en caso contrario, es mejor no añadir agua para que la planta no se ahogue.

Otro punto importante para la salud de tu planta de aloe, es que la debes proteger de la acción prolongada de los letales rayos solares. Si sigues al pie de la letra estas dos indicaciones importantísimas de protección, tu cosecha de sábila será de las mejores y siempre la tendrás en estado óptimo para tus propias necesidades.

También la puedes plantar en maceta, sobre todo para personas que no tienen un jardín o que viven en departamentos con poco espacio, teniendo los mismos cuidados que como si estuviera en el suelo.

Resumiendo: Poca agua, poco tiempo de exposición de rayos solares = a una planta de sábila sana y lista para proporcionar sus componentes medicinales.

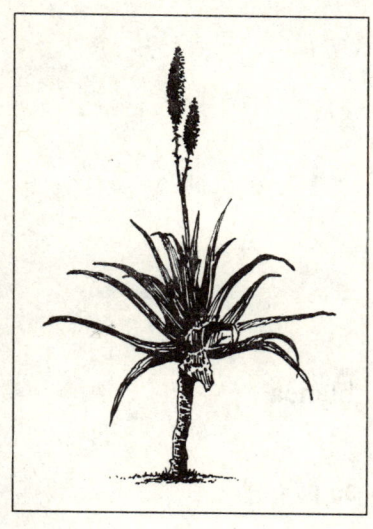

Otras observaciones

Otras observaciones

Como te he comentado, para empezar a obtener productos del aloe vera, es necesario que observes las siguientes reglas básicas al convertir las hojas de sábila en jugos, acíbar, gel, polvo, crema, dulces y tinturas de excelente calidad y sobre todo, para que tus plantas, aparte de obsequiarte sus notables productos, también gocen de muy buena salud y te duren por mucho tiempo.

Puntos básicos

- Una vez que la planta ha crecido y madurado un mínimo de tres años, ya está lista para brindar sus generosos frutos y néctares para beneficio humano y animal. Es preciso señalarte que cuando se va a cosechar de la planta de sábila, el mejor momento para llevarlo a cabo es muy de mañana, antes de que los rayos del sol den de lleno en la planta, ya que es cuando está en su mejor punto, cuando se da el intercambio de gases entre las hojas del aloe.

- Al cortar las hojas, hay que hacerlo con infinito cuidado y con una cuchilla muy afilada, después hay que sanar y cubrir el lugar del corte en el tallo con alguna fórmula especial para tallos podados, así, la planta no sentirá tanto la pérdida de su sangre, es decir de savia y se facilitará su recuperación en un tiempo razonablemente corto.

- Es importante que las hojas elegidas para la cosecha y elaboración de productos derivados del aloe, **NO** reciban agua durante cuando menos cuatro días previos al corte, lo cual permitirá que el gel se concentre con toda su gama de beneficiosos nutrientes para lo cual la vas a utilizar.

- Una vez seleccionadas las hojas y de asegurarte de que no recibieron agua varios días atrás, corta las hojas desde la parte inferior, ya que contienen sustancias orgánicas e inorgánicas sumamente ricas, así como su savia; con este tipo de corte se evitará dañar mucho a la planta, le permitirá resarcirse pronto de la mutilación y continuar creciendo sin problema alguno. Además, estas hojas que has seleccionado deben ser de las primeras que dio la planta, mismas que son las más viejas y que ya no necesita.

- Es recomendable que coseches un máximo de 10 por ciento de hojas de cada planta y volver a hacerlo hasta que comprobadamente surjan nuevos brotes, ello facilitará el intercambio gaseoso de bióxido de carbono por oxígeno y la evaporación de agua excedente. Con este método, obtendrás las sustancias deseadas y conservarás plantas de sábila sanas, que te darán lo mejor de ellas para tu beneficio.

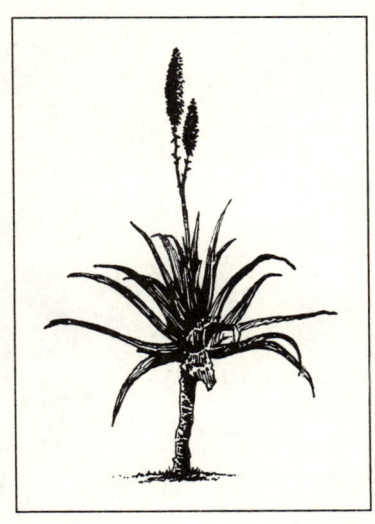

Propiedades curativas de la sábila

No se sabe a ciencia cierta cuál es realmente el ingrediente activo de la sábila, que al combinarla con otras sustancias de la planta, ayuda a sanar a personas y animales; sólo en los últimos años, los investigadores de los laboratorios farmacéuticos pretenden haber descubierto ese especial ingrediente que permite la aplicación del aloe vera en diferentes afecciones del cuerpo, ya que es purgante y estimula el flujo menstrual, aumenta el apetito, ayuda a la evacuación intestinal, libera la congestión cerebral, excita la secreción biliar, facilita la circulación sanguínea, reduce carga extra al corazón, es efectiva como cura contra piquetes de alacrán y otros insectos ponzoñosos, también contra la tosferina, problemas renales, úlceras, inflamaciones en ojos, afecciones pulmonares, gonorrea, tos y un extenso y largo etcétera.

Además, con las reservas del caso, se cree que es eficaz para curar el cáncer de estómago, para tratamientos de la piel, para fortalecer y evitar la caída del cabello, artritis, diabetes, dientes, encías, para lesiones en deportistas, como bactericida y virucida y para un extenso uso veterinario.

Realmente la ciencia médica moderna, desde hace algunos años, ha ido redescubriendo las cualidades de la sábila, creando diferentes productos a cada nuevo hallazgo. También algunos laboratorios e industrias han incrementado los usos de la sábila haciéndola más accesible para su uso humano y veterinario. En el siguiente capítulo veremos por qué.

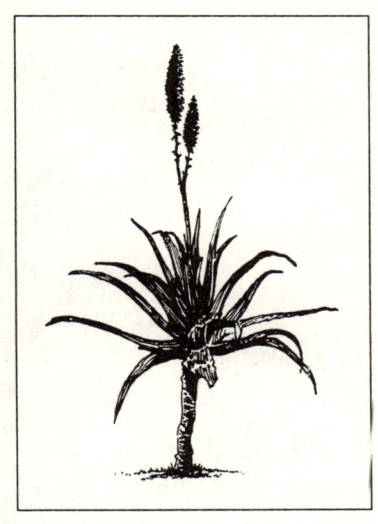

Productos de la sábila

Para obtener los mayores beneficios de esta excelente planta, debes llevar a cabo las indicaciones siguientes:

Acíbar

Esta palabra viene del árabe *AS-ABIRA,* que significa *jugo amargo de planta.* Este fue el primer producto que se comercializó y se dio a conocer en el mundo, y aunque aún hay discrepancia en cómo se obtenía este jugo en la antigüedad, actualmente se logra si **licuas una hoja completa de aloe hasta obtener una pulpa, la cual filtrarás a través de una gasa o media de mujer para aislar los elementos activos, según sea el caso de utilización: médico, veterinario, homeopático y/o cosmético.**

Otro tipo de este extracto de sábila lo obtienes al **machacar las hojas o rallarlas y mezclarlas hasta que logres una sustancia viscosa parecida a la goma pero de aspecto pastoso. También puedes utilizar una licuadora o extractor de jugos, ya que con estos aparatos consigues una pulpa semilíquida, misma que al agregarle alcohol y otros conservadores, obtienes una pulpa ideal para aplicaciones directas sobre**

lugares de difícil acceso, como cuando hay caries en dientes y muelas, encías, fosas nasales y en pequeñas heridas, rasguños, raspones, escoriaciones y quemaduras por sol en la piel, además, puedes utilizarla en compresas de gasas o diluida en agua muy caliente para inhalaciones.

Una vez obtenido el acíbar, puedes conservarlo en frascos de vidrio color ámbar u oscuros y bien tapados para evitar la fácil oxidación y humedad.

Gel

Este proceso escasamente se logrará en forma casera por ser muy elaborado y porque se requiere de ciertos aparatos que para consumo personal son de precio alto. Por eso, lo más recomendable es que lo obtengas de laboratorios y seguir las instrucciones del fabricante o productor

Jugo

Para obtener un jugo de hojas de sábila, se llevará a cabo el mismo procedimiento que para extraer la pulpa, únicamente se diferenciará por su utilización. Si es en forma directa, tal y como se extrae, es pulpa, y si se filtra de residuos sólidos, entonces se convierte en zumo.

Zumo

Al filtrar la pulpa de residuos sólidos, obtendrás un zumo de sábila, pero no es totalmente líquido, por lo que es necesario llevar a cabo algunos otros métodos para conseguir mejores resultados. Veamos algunos de ellos:

a) Introduce la pulpa en una gasa, inclusive puede ser una media de mujer y exprímela hasta vaciar todo el líquido en otro recipiente.

b) Guarda el líquido en un recipiente color ámbar u oscuro y espera a que se asiente el contenido, después **solamente** puedes utilizar el fluido de la superficie.

c) Si diluyes la pasta con un poco de alcohol o agua, (se filtra con una gasa o algodón y luego con papel de filtro), el residuo pastoso te servirá para obtener talco o polvo de aloe.

Estos preparados de sábila, pulpa y zumo, puedes almacenarlos en el refrigerador, más **no en el congelador**, para no perder los principios activos y perduren con todas sus propiedades hasta por quince días. Y si le adicionas cien centímetros cúbicos de alcohol, el tiempo de conservación aumentará hasta por treinta días.

Polvo

Todo el material de aloe obtenido por cualquier método, inclusive las puntas de las hojas que no se utilizan por lo regular, pueden proporcionarte un excelente polvo para tés o dulces que sanen algunas afecciones de garganta y boca, para aliviar algunos problemas de los delicados sistemas digestivo y respiratorio y para quienes sufren de mareos cuando viajan.

Para obtener este rico y beneficioso talco, lo puedes lograr directamente licuando las hojas completas, filtra los residuos sólidos y ponlos a secar hasta conseguir el polvo, así, obtendrás dos productos al mismo tiempo, el polvo para té y el zumo para tintura.

Puedes lograr el secado colocando los residuos sólidos a la luz y calor del sol hasta que estén completamente secos. Este procedimiento es lento y puede llevarte varias semanas, dependiendo de la cantidad de agua que contenga tu mezcla. También puedes calentarlo en la estufa pero corres el riesgo de quemarlo e inutilizarlo.

Los tés que obtendrás de este polvo son sumamente efectivos para personas que se marean cuando hacen viajes largos en automóviles, autobuses, aviones y barcos. Es recomendable **hacer una taza de té que contenga como máximo cinco gramos de este polvo de aloe e ingerirlo antes de que se presenten los** mareos e inmediatamente antes de abordar el vehículo en el que se hará el traslado. Además, son muy buenos auxiliares para aliviar la tos fuerte o las crisis asmáticas.

Por otra parte, el polvo (u hojas secas de las cuales también puedes extraer polvo), debes conservarlo en recipientes de vidrio ámbar u oscuro en lugares frescos, secos y protegidos contra cualquier tipo de luz, ya sea natural o artificial, así, puede serte útil este polvo durante muchos meses.

Tintura

La tintura de aloe muchas veces sirve para aplicarse directamente, sustituyendo el zumo o como base para la elaboración de otras mezclas. Puedes obtener dos litros de esta tintura de la siguiente manera:

Licua 700 gramos de hojas de aloe completas, y una vez que tengas un compuesto semilíquido, le agregas 1100 centímetros cúbicos de alcohol de 96° para consumo humano o medicinal; *¡cuidado!, es importante que sea de este tipo para evitar consumir alcohol de uso industrial que es sumamente venenoso y puede causar hasta la muerte al ingerirse*; posteriormente se agregan 900 centímetros cúbicos de agua destilada, o en su defecto, puedes utilizar agua mineral sin sabor.

Después de mezclar perfectamente bien estos tres ingredientes y de obtener una combinación homogénea, la dejas en reposo un mínimo de 20 días teniendo la precaución de agitarla uno o dos minutos todos los días. Después de ese tiempo, filtrarás la mezcla a través de una tela de algodón y luego por un papel de filtro. El líquido que obtengas lo envasarás en una botella color ámbar u oscura y estará listo para su uso, conservándose activo y en buen estado durante muchos meses, con la ventaja de no necesitar ningún tipo de refrigeración.

Dulces

Este tipo de preparado con base en la sábila, es sumamente efectivo para cuando, por ejemplo, los niños tienen algunas afecciones en la garganta, tos, laringitis y hasta algunos problemas estomacales, ya que como es en forma de dulce y su sabor es agradable, los infantes los ingerirán casi sin protestar y es casi igual de efectivo que un té de aloe; por supuesto que también lo pueden ingerir los adultos sin dificultad alguna.

La forma de prepararlos es: **filtras y mezclas el zumo de hojas de una sábila (la cantidad dependerá de cuántos caramelos deseas preparar), agregas azúcar, cueces a fuego lento, teniendo precaución de revolver la mezcla continuamente para evitar que se** queme y se pegue a la sartén. **Una vez que la mezcla ya se coció y está espesando, vierte el contenido en una charola fría y corta los caramelos antes de que solidifiquen, los dejas enfriar totalmente y ¡listo!**, ya puedes disfrutar de unos deliciosos y nutritivos dulces.

Crema

Para elaborar tu propia crema de sábila **necesitas 250 gramos de crema base humectante lo más natural posible, 125 gotas de tintura básica de sábila y 125 gotas de tintura básica de caléndula, los mezclas hasta crear una base homogénea y ya está lista para su aplicación**. Se recomienda que sea directamente, pero si no es posible, puedes utilizar una gasa cubierta por una venda para que la crema no se caiga ni reseque demasiado pronto.

Esta crema puedes utilizarla como mascarilla en el cutis, en heridas leves de la piel y hasta para quemaduras. En este último caso, después de aplicarla es necesario que acudas con el médico para que certifique que no hay infección que ponga en peligro la herida.

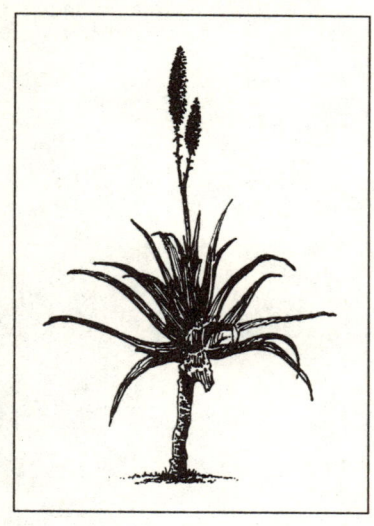

¿Para qué sirve la sábila?

Este es un punto que explicaré en este capítulo, ya que las plantas de aloe son sumamente efectivas para muchas de las afecciones orgánicas de la piel de los humanos y para algunos padecimientos de muchos animales, por lo que la sábila es considerada desde hace muchos años como *la planta de la salud humana y animal*.

Antibacterial

Esta cualidad de la sábila no sólo es efectiva en heridas de la piel sino también en las infecciones bacteriales internas como la gastroenteritis, enterocolitis, escorbuto, disentería, colitis y cólera, entre otras; inclusive también se utiliza contra algunas enfermedades venéreas y de los sistemas reproductivo y urinario.

Desinfectante

Debidamente procesado, el gel obtenido del aloe es muy efectivo contra los microbios, pues contiene cuando menos seis tipos de ácido que, combinados, desinfectan las heridas, irritaciones y cortaduras.

Antitóxico

Al ingerir la sábila, el cuerpo aumenta sus reservas para neutralizar y eliminar el efecto del veneno de algunos animales que provocan toxicidad en el organismo.

Antivirus

Los ingredientes que componen la sábila empiezan a demostrar también que son excelentes contra las enfermedades que provocan algunos virus, desde una simple gripe, pasando por neumonía, meningitis, hepatitis y, probablemente, se logre utilizar hasta para reforzar el sistema inmunológico de los enfermos del Síndrome de Inmunodeficiencia Adquirido, SIDA, aunque para llegar a esto se han tenido que llevar a cabo innumerables pruebas de la sábila en pacientes infectados del VIH y los resultados han sido muy halagüeños, ya que en la mayoría de las pruebas, el virus del SIDA no se extendió a todo el cuerpo y ese es uno de los mejores resultados logrados hasta ahora en la aplicación de la sábila.

Antiinflamatorio

Con todas sus propiedades, la sábila también es capaz de aliviar casos como las várices, ya que permite la libre circulación de la sangre por las venas descongestionándolas y evitando inclusive la operación, la cual se lleva a cabo extrayendo la mayoría de esas venas obstruidas que, por lo general, se desarrollan en las piernas.

Antioxidante

Millones de personas en el mundo han descubierto las excelentes propiedades curativas y preventivas de la sábila en enfermedades y han adquirido el hábito de consumir jugo de aloe como parte de su alimentación diaria, ya que ese extracto de la planta contiene únicamente 8 calorías, no aumenta la grasa que se consume con otros alimentos y lo mejor de todo, es el mejor antioxidante natural con que se cuenta actualmente, por lo que le da otro valor agregado a sus ya de por sí grandes cualidades.

Energizante

Por si lo anterior no es suficiente, la sábila proporciona mucha vitalidad y energía durante todo el día como para no dejar de llevar a cabo actividades físicas y mentales por cansancio, ya que la acción del jugo de aloe es una verdadera maravilla de la naturaleza, es más, no se recomienda tomar este zumo después de las seis de la tarde porque si no, puedes permanecer despierto hasta muy tarde y con signos de no querer ir a la cama a descansar. Esto no significa que sea malo, sino que únicamente hay que saber qué dosis es la adecuada para cada uno de nosotros y listo, a estar sanos y activos con jugo de aloe en nuestras dietas.

Es por esta última razón que recomiendo beber el jugo de hojas de sábila preferentemente en las mañanas, cuando más necesitamos energía para el buen desempeño de nuestras actividades, ya sea en el trabajo, haciendo las pesadas labores de la casa o estudiando, por mencionar sólo algunas de ellas.

Así que si quieres que tu organismo esté a punto y sin problemas de enfermedades, agrega jugo de sábila en tu alimentación diaria y con seguridad, te sentirás dispuesto a llevar a cabo muchas de tus perspectivas de vida sin problema alguno.

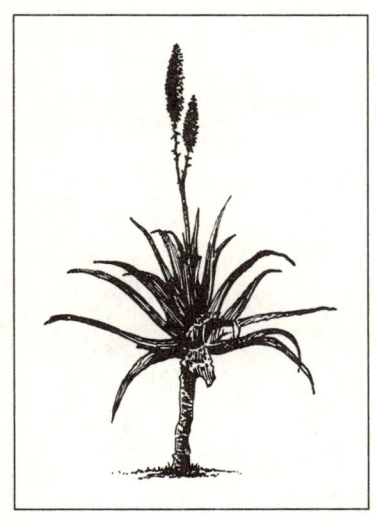

Aplicaciones medicinales de la sábila

Piquetes de alacrán, escorpión y plantas venenosas

Aunque es difícil que en las ciudades encuentres animales como alacranes, escorpiones y plantas venenosas, no está de más que te prepares para cualquier eventualidad al respecto. Si esto sucede, **lava la carnosidad de una hoja de sábila y aunque el sabor es amargo** su efecto lo sentirás casi de inmediato; como complemento puedes ponerte un poco del preparado en el lugar del piquete para permitir el proceso de curación con mayor rapidez.

Hígado

Para algunos problemas de hígado, **picas hojas de sábila teniendo cuidado de limpiarla eliminando exclusivamente la piel o cáscara, agregas el jugo de un limón e ingieres de inmediato; también puedes prepararte un licuado endulzado con miel, esto le dará un aspecto como de gelatina y es sumamente efectivo.**

Ovarios

Este mismo preparado sirve para los dolores de ovarios, se recomienda tomar el licuado durante tres días por las mañanas antes de desayunar.

Dolores menstruales

Este problema que afecta a la gran mayoría de mujeres en el mundo entero en edad fértil, lo solucionas **preparando pulpa fresca de aloe a la que hay que agregar una pizca de pimienta de cualquier tipo e ingiriendo dos cucharadas soperas; debes hacerlo tres veces al día** hasta que desaparezcan las molestias de cada mes.

Tosferina y riñones

Para ayudar a sanarte de tosferina y de algunas afecciones en los riñones, se requiere de **una mezcla de zumo de sábila, uno o dos dientes de ajo y miel al gusto.** Toma en cuenta que a mucha gente la miel le produce dolores de estómago, sobre todo cuando la ingiere en ayunas; para estos casos, es recomendable que este preparado lo ingieras inmediatamente antes de la comida fuerte o después si definitivamente no evitas ese malestar estomacal.

Pulmones

Asas hojas de sábila con aceite y cebolla picada, todo junto lo extiendes con media cebolla picada, azúcar morena y azúcar candi, lo dejas reposar toda la noche y al día siguiente lo exprimes y bebes con una cuchara pequeña cada media hora, ayuda mucho colocar una compresa de agua fría en el estómago.

Gripe, asma y resfriado

En vista de que la medicina tradicional aún no encuentra un remedio efectivo contra gripe y resfriados, nada mejor que lo que nos ofrece la naturaleza a través de la sábila. Para ello, **prepara dos hojas de aloe cortadas en trozos, las sumerges en agua muy caliente y del vapor resultante obtendrás un excelente inhalante broncodilatador que abrirá tus vías respiratorias desde la base misma,** aliviará las molestias de la gripe, resfriado y hasta de los molestos ataques de asma, pero si esto no da buenos resultados y tu caso es muy complicado, deberás consultar al doctor de tu confianza.

Aumento de apetito

El polvo de la sábila se ingiere en dosis de entre cinco y diez centigramos y no sólo excita el apetito, sino que produce una ligera evacuación intestinal que casi nunca causa molestia alguna. Tomado en dosis de 30 a 60 centigramos, excita la secreción biliar.

Purgante

En caso de congestión cerebral o de derrame de líquido en la cavidad peritonial (a la altura del abdomen), te recomiendo usar el polvo de la raíz de sábila en dosis de medio gramo como una píldora, tomando tres al día para eliminar una abundante cantidad de líquido por el organismo mediante la orina y las evacuaciones intestinales, ya que esto favorece la circulación sanguínea y disminuye el trabajo del corazón.

Hemorroides

Esta dolorosa, incómoda y hasta vergonzante enfermedad (esto último porque en ocasiones no podemos permanecer sentados y lo primero que piensa la gente alrededor de nosotros es: *Pobrecito, seguramente tiene hemorroides,* y lo peor del caso es que en muchos casos tienen razón) tiene solución.

Para ayudarte con esta congestión de las venas rectales puedes **preparar un licuado con dos cucharadas de zumo fresco de sábila, una manzana ácida pelada y 200 gramos de zanahorias también sin cáscara;** es recomendable que la tomes antes de la comida principal e inmediatamente después de haber preparado el licuado, el cual evita el estreñimiento por su poder laxante. También puedes complementar este tratamiento con baños de asiento de agua fría y posteriormente utilizar una compresa con pulpa recién preparada de sábila aproximadamente durante quince minutos.

Estos tratamientos deben ser consultados con un médico para que pueda distinguir si la hemorroide está en una etapa inicial o ya ha llegado inclusive a sangrar, en estos casos es mejor suspender la aplicación de cualquier tratamiento con base en aloe.

Herpes genital

El herpes es una de las muchas enfermedades que no se pueden curar pero sí controlar a pesar de que hay personas que dicen haberse sanado con un tratamiento con base en la sábila; lo que sí es seguro es reducirla al mínimo y evitar las molestias de este raro tipo de infección. En estos casos, debes **hacer una mezcla con dos cucharadas de pulpa de aloe con dos pizcas de cúrcuma** (la cúrcuma es una raíz procedente de la India que se parece al jengibre, huele como él y es algo amarga) **y aplicarla directamente en los órganos genitales** afectados en compresas de gasas todas las noches antes de acostarte durante una semana.

Artritis reumatoide

Para el alivio de la molesta artritis reumatoide algunos médicos recomiendan la ingestión diaria de la **mezcla de medio vaso con aloe vera y medio de agua con hielo**. Otros refieren que **el jugo de las hojas de esta planta es efectivo si se toman cuatro cucharadas diarias durante cuatro veces al día todos los días** hasta que puedas mover libremente los dedos y sin sentir dolor alguno. Inclusive, puedes lograr curar la artritis reumatoide si aplicas el gel externamente en las partes afectadas como pomada. Otros doctores han enriquecido la preparación de *aloe vera* agregando vitamina C y ácido ribonucleico (ARN), ya que creen que el aloe no es lo suficientemente fuerte como para actuar por sí solo.

Otro compuesto que resulta más fácil de elaborar es **beber todos los días medio vaso con jugo de sábila y la otra mitad con agua preferentemente fría.** Este es un proceso que puede llevar hasta varios meses, pero los pacientes tendrán su recompensa cuando empiecen a tener mayor sensibilidad en sus dedos y a recuperar el movimiento en cada uno de ellos y lo mejor, el dolor también desaparecerá.

Úlcera estomacal

Un antiguo método indio es **tragar un trozo de hoja de sábila de dos y medio centímetros diariamente por las mañanas; al llegar a la parte afectada, las hojas ingeridas actuarán como si se tratara de una quemadura de piel,** pero este es un remedio extremoso, ya que la sábila es un laxante muy fuerte y puede producir irritación gástrica. Una forma de beberlo es a través de la ingestión líquida del jugo del *aloe vera,* pues es mucho menos irritante y tiene los mismo efectos sanatorios y bien dosificada, de 3 a 4 onzas a lo largo del día, es un antiácido y alivia las agruras.

Hepatitis

Para tratar esta enfermedad tan generalizada en nuestros días, es recomendable que lleves a cabo un tratamiento con base en sábila, una vez que hayamos visitado a nuestro médico y de seguir su receta de dieta y descanso.

Puedes ayudarte con un licuado que te dé **un jugo que contenga pulpa de sábila (aproximadamente 20 centímetros cúbicos), una manzana, limón y un corazón de alcachofa**. Es importante que este preparado lo consumas todos los días durante dos semanas e inmediatamente después de elaborarse, lo suspendes una semana y luego repites el ciclo de dos semanas hasta que desaparezca la enfermedad. El beneficio que logrará la sábila es que purifique tu sangre ayudando al estómago, el hígado y la vesícula biliar a sanar con mayor rapidez.

Presión arterial

Para esta enfermedad tan de nuestros tiempos, lo idóneo es empezar a **beber jugo de sábila a partir de dos onzas, aumentarlas hasta que nos sintamos bien con la medida adecuada a nuestro organismo y se estabilice nuestra presión, o bien con una poción que contenga aproximadamente diez centímetros cuadrados de pulpa de aloe que envolveremos en algas**

marinas; se recomienda que lo bebas durante la comida fuerte del día e inclusive fuera de ella, en semanas alternas: una sí, otra no, durante dos meses. Si te provoca algún tipo de reacción lo suspendes de inmediato y puedes reanudar la ingestión en menor cantidad cuando los síntomas de la reacción desaparezcan.

Diabetes

Esta es una de las enfermedades que más víctimas cobra en el mundo cada año, afortunadamente con el *aloe vera* se ha logrado que algunas personas inclusive eliminen la inyección de insulina de sus vidas, pero es necesaria la constancia. Como en todo, para obtener resultados positivos, y al igual que para las afecciones anteriores, es necesario empezar a **ingerir jugo de sábila a partir de dos onzas hasta llegar a la dosis que cada cuerpo requiere.** En el caso de la diabetes, algunos pacientes juran que beber este extracto de hojas de sábila diariamente los curó no únicamente de su diabetes, permitiéndoles vivir sin tener que inyectarse insulina, sino que en algunos casos han sanado hasta de gota y han logrado eliminar piedras de algunos de sus órganos.

Este proceso es lento y requiere de mucha constancia y perseverancia, ya que no es nada fácil lograr que el cuerpo ya no necesite insulina cuando se padece esta temible enfermedad de la diabetes, es por eso que puede tardarse entre siete y más de 12 meses, dependiendo del avance del padecimiento; pero quienes lo han logrado, están convencidos de que la sábila es sumamente efectiva para combatirla.

Desintoxicante general

Tomando una pequeña dosis diaria de jugo de sábila, ésta actuará como un desintoxicante natural, sin ningún efecto colateral o posterior. Contiene únicamente ocho calorías por onza y lo mejor, no agrega ni un miligramo de grasa al organismo.

Dientes y encías

De aplicación más o menos reciente en pacientes que padecen de molestias dentales y enfermedades en las encías, la sábila parece solucionar varios de estos problemas, ya que es antiinflamatorio, ayuda a una rápida cicatrización en las cirugías bucales y extracciones dentales. Generalmente **se usa en gel,** aunque lamentablemente en México esta práctica no se ha generalizado por desconocimiento de los médicos cirujanos dentistas.

Es tan efectiva esta planta en su modalidad de gel, que ayuda a los pacientes con dolor en dentaduras e inclusive sirve de anestésico mientras el dentista trabaja en las piezas dentales y encías.

Se puede **usar un poco de hojas de sábila bien lavadas después de una extracción de una pieza dental, untando un poco de jugo en una gasa y colocándola después en el espacio de la pieza extraída para que el paciente la muerda**, ayudando a disminuir el dolor y a una pronta recuperación del paciente.

De ser posible, adquiere una pasta dental que se fabrica en Estados Unidos y que se distribuye en algunas tiendas de productos de importación en nuestro país, se llama 'Aloe-Dent' y no contiene azúcares, colorantes, fluorido, polvo de hornear ni sal como elemento abrasivo, como la mayoría de las pastas que se utilizan en el mundo, sino sólo una cantidad mínima de sabor a menta y endulzada con azúcar dietética de la que contiene dos aminoácidos; esta pasta limpia los dientes y además cura las encías.

Mal aliento

Nada te causa más pena en este mundo que el descubrir que la gente con la que platicas se voltea en lugar de mirarte y hablar de frente, esto se debe a que tienes mal aliento (halitosis) provocado por una pésima digestión. Para evitarte esas acciones bochornosas (consulta a un buen dentista para que descubra la verdadera causa del mal aliento), puedes hacer **gárgaras y buches mezclando una cucharada de tintura de aloe disuelta en medio vaso con agua después de** ingerir los alimentos del día y hasta puedes complementar este tratamiento ingiriendo té de sábila después de cada comida, ya que sabemos del gran poder digestivo de nuestra planta.

Fortalecimiento del cabello

Al contar con una **tintura de aloe, la mezclas con agua tibia y empapas el cabello, dando un masaje firme sobre el cuero cabelludo durante quince minutos todos los días, luego lavas el cabello preferentemente con shampoo de hierbas**. Si se quieren mejores resultados, se recomienda hacer esta operación durante las noches. **Una vez aplicada la sábila y dado el masaje, cubres tu cabeza con una mascada o pañuelo grande durante una hora, para que el calor generado en la cabeza abra los poros y penetre hasta la raíz la tintura de sábila**; así, evitarás la caída de cabello y combatirás la seborrea, caspa e insectos molestos como liendres y piojos.

Desde luego, hay shampoos en tiendas que contienen aloe, pero es necesario reforzarlos con zumo o la misma tintura que utilizas para el tratamiento directo del cabello. En estos casos, es pertinente darse un masaje con la combinación de shampoo y tintura o zumo de cuando menos quince minutos y sobre todo, es muy importante utilizar agua tibia para enjuagarte, ya que permite abrir los poros del cuero cabelludo; pero

¡cuidado!, el agua muy caliente es perjudicial para el cabello, imagínate nada más que el líquido hirviendo se utiliza para pelar pollos y gallinas y otros animales, por lo tanto, es una de las causas de alopecía, es decir, de la caída del cabello.

Protección para las manos

Si en la localidad donde vives tienes facilidad para adquirir algunos productos que contengan sábila, puedes hacer un preparado para que tus manos estén siempre suaves y tersas, para esto necesitas un jabón de aloe y una loción oleosa.

Primero, te lavarás las manos un mínimo de cuatro veces durante el día con el jabón de aloe y agua tibia, lo cual permitirá que tus poros se abran y el aloe penetre por la piel; después introduces las manos en una mezcla de loción de oleosa diluida al 50% en agua tibia y con mucha suavidad las tallarás y frotarás durante quince minutos o el tiempo que dure el agua tibia (que no debe ser menor a diez minutos).

Si todos los días utilizas detergentes, cloro o jabones para lavar ropa, necesitarás este tratamiento que no sólo dejará tus manos suaves y con elasticidad, sino que además suavizará la cutícula y facilitará su retiro hasta con sólo pasar firmemente una toalla por sobre las uñas.

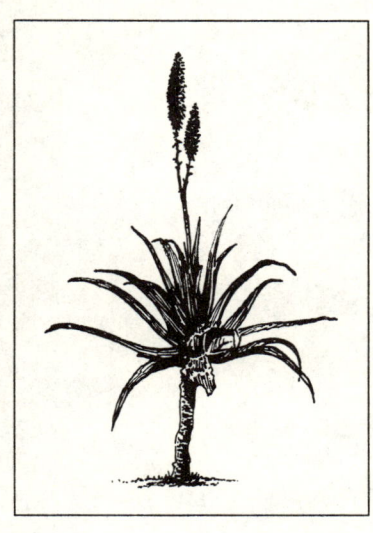

Lesiones por ejercicios y/o prácticas deportivas

Uno de los usos más frecuentes de la sábila en forma de crema o aerosol es para lesiones de la piel, principalmente ampollas, quemaduras de todo tipo, moretones, raspones, irritaciones en la piel, salpullido, ligeros dolores musculares, luxaciones y hasta para eliminar el pie de atleta, ya que su acción es inmediata sobre la piel al penetrar en forma instantánea a la epidermis, auxiliando a las células a reproducirse más rápido y mejor, restableciendo piel sana sobre las lesiones y lo mejor, puedes aplicarlos las veces que quieras y no produce reacción alguna.

Otro método de aplicación del aloe es la de **extraer el jugo, congelarlo y cuando se requiera, untarlo sobre la piel o herida**, así, con el hielo, algunos médicos deportistas mezclan algunas pastillas como la aspirina y panadol con el jugo de sábila y están plenamente convencidos de que su efecto es más rápido.

A continuación, algunas recomendaciones del uso de la sábila en algunas de las lesiones mencionadas

Luxación

Aplicas un trozo congelado de jugo de sábila directamente sobre la parte luxada para quitar el dolor y

disminuir la hinchazón. Es recomendable que primero se dé un masaje con el hielo y sábila durante unos minutos y después lo coloques fijamente en la parte afectada.

Raspones

Lavas y desinfectas la parte raspada y la cubres con gasa o venda que previamente haya sido humedecida en solución de aloe vera. Esta operación deberás llevarla a cabo todos los días para no infectar la herida y hasta que sane completamente.

Ampollas

Al igual que los raspones, hay que desinfectar la parte donde está la ampolla y una vez limpia, **aplicar jugo de sábila en abundancia durante tres a seis minutos, según el tamaño de la ampolla; después, con mucho cuidado, hacer una pequeña perforación en la parte más baja de la misma para que el líquido que contiene la ampolla sea eliminado, aplicar gel, jugo o crema de sábila para evitar una posible infección y proteger la parte afectada. Finalmente, NO cubrir la herida, sino exponerla al aire para que cicatrice rápidamente.**

Quemaduras por exposición solar

Cuando exista dolor y enrojecimiento de la piel por una prolongada exposición a los rayos del sol, la **combi-**

nación de sábila, mentol y lanolina **es excelente como aplicación antiinflamatoria y refrescante**; en casos de lesiones más graves, lo prudente es bañar las partes afectadas con esta mezcla y llevar inmediatamente al paciente para una atención médica profesional y evitar graves daños en las heridas.

Por otra parte, la acción de la sábila es tan efectiva que una crema que contenga este elemento natural puede utilizarse como protector contra quemaduras de piel por acción prolongada a los rayos ultravioleta provenientes del sol, inclusive, su efecto está catalogado como protector de piel de 'pantalla 25'.

Pero si lo que quieres es obtener una piel limpia, suave y con flexibilidad, sin tener que untarse cremas y pomadas comerciales que casi actúan sólo por unas pocas horas, lo mejor es que en lugar de un baño de burbujas, **agregues al agua en la tina pulpa de hojas de sábila envuelta en gasa y exprimas hasta extraer la última gota, permanecer cuando menos 20 minutos en esa solución y después enjuagarse de preferencia con jabón de hierbas e inclusive de sábila**, para que sus efectos sean perdurables y sientas tu piel realmente suave y tersa durante todo el día.

Torcedura e hinchazón de músculos

La curación es la misma que para las luxaciones, **aplicar un cubo de hielo con jugo de sábila en la parte**

afectada, esto disminuirá considerablemente la hinchazón. En estos casos, esta aplicación del aloe vera es más preventiva, ya que se recomienda ver al doctor para que, a través de radiografías, determine si son necesarias terapias de hidromasaje o alguna otra acción que ayude a la pronta recuperación del paciente.

Pies cansados o adoloridos

Después de caminar, hacer ejercicio, correr o permanecer de pie por mucho tiempo, lo ideal es: primero, darte un buen masaje con las manos o si lo prefieres puedes utilizar una botella de vidrio pequeña, colócala en el suelo y con movimientos del pie hacia adelante y atrás te darás un masaje reparador; posteriormente, **los sumes en agua muy caliente, lo más que puedas soportarla, y agregas una taza llena de zumo o tintura de aloe;** al final, te sentirás descansado y relajado y tus pies listos para otra dura jornada.

Nota: Dependiendo del tipo de lesión, siempre es recomendable visitar a tu médico familiar, ya que la acción de la sábila es sumamente benéfica y sobre todo alivia los dolores causados en las mismas heridas, pero para estar completamente seguros de que las lesiones no tendrán otras consecuencias malignas, sólo con estudios completos se eliminará cualquier duda.

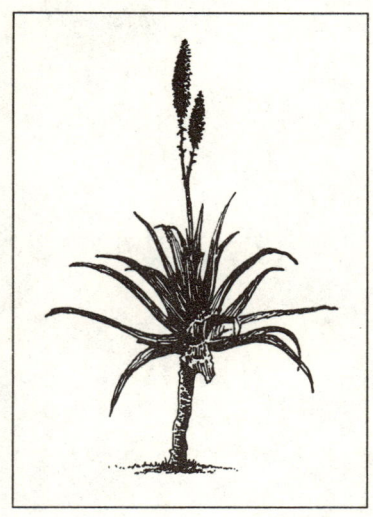

Otro tipo de lesiones en la piel

Otro tipo de lesiones en la piel

Cuando se pasan muchos días o meses en cama por enfermedad o lesión, se producen llagas y ulceraciones sumamente molestas que afectan aún más al enfermo, ya que no puede estar de pie ni acostado; para estos casos, la sábila también es efectiva para sanar estas llagas y permitir a quienes las sufren que les desaparezcan en un lapso relativamente corto.

Llagas y ulceraciones

Para estas lesiones puedes **utilizar el jugo, crema o gel de sábila y aplicar directamente en las heridas. Inclusive puedes cubrirlas con una gasa esterilizada y empapada con cualquiera de estos productos del aloe y dejarlos un tiempo para que surtan efecto**. Esto aliviará el dolor, disminuirá la comezón y ayudará a una rápida cicatrización.

Heridas por cortadura

Este tipo de lesiones son sumamente peligrosas porque pueden llegar a infectarse y a producir desde una infección más o menos controlable, hasta tétanos y gangrena en las partes afectadas, y al **aplicar jugo o extracto de sábila, se eliminan estas posibilidades,** e inclusive, hace que la cicatrización se lleva a cabo más rápida y con marcas casi invisibles. De cualquier forma, no se debe descartar una consulta médica.

Acné

Este tipo de erupciones pustulosas, vulgarmente llamadas 'barros', brotan en la cara, cuello, pecho y espalda y, en pocos casos, en piernas y glúteos de muchos jóvenes en el mundo que ven a esta enfermedad como una verdadera plaga, por molesta, fea a la vista e irritante; aunque **con el uso de compresas de pulpa de sábila directamente en las partes afectadas durante quince minutos todos los días y una cucharada de jugo de aloe después de la comida fuerte, desaparecerá el acné totalmente del cuerpo.**

Estrías en senos y abdomen

Para evitar las molestas estrías en senos y abdomen que se forman por embarazo y que tanto acomplejan a las mujeres, recomiendo **darse dos masajes diarios, uno en la mañana y otro en la noche durante quince minutos en cada zona, con una crema que tenga su base en la sábila.**

> *Nota:* Es muy importante destacar que el aloe o sábila no debe ingerirse jamás, bajo ninguna circunstancia, durante el tiempo que dure un embarazo por las

Otro tipo de lesiones en la piel

propiedades que contiene esta planta, pues como ya hemos visto, se utiliza como regulador del periodo menstrual y su ingestión durante el tiempo de gestación puede provocar un aborto fortuito.

Picaduras e irritaciones por insectos y plantas

Varios insectos como arañas, alacranes, escorpiones, hormigas, mosquitos, larvas de mariposa, 'azotadores', medusas y plantas tales como ortigas y hiedras entre otras, pueden provocarte picaduras e irritaciones en la piel. Para estos casos lo mejor es **aplicar la acción de una hoja de sábila directamente en la herida, teniendo cuidado de que la hoja de la planta esté lo más limpia posible**, así, calmará el dolor, la irritación y desinflamará, cuando sea el caso.

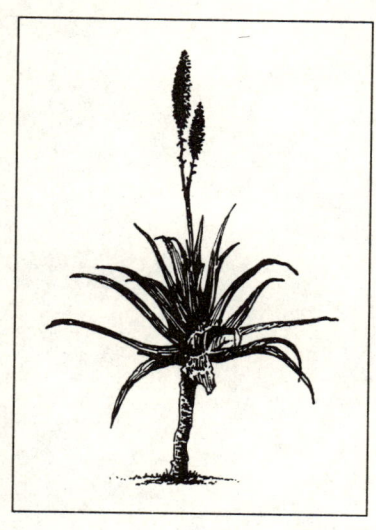

La sábila para usos veterinarios

Otra peculiaridad de la 'panacea' llamada sábila es que sus mezclas y aplicaciones también sanan algunas de las afecciones de muchos animales, principalmente los domésticos, como gallinas, caballos, perros, gatos y un largo etcétera. Veamos en qué casos se aplican:

Contra insectos

De sus hojas se extrae el jugo llamado acíbar que al disolverlo en agua, un gramo por cada litro, se obtiene un preservativo para eliminar moscas, piojos y pulgas de los animales y para proteger a los vegetales de la acción de los insectos. Únicamente tallándoles y frotándoles el cuerpo con esta preparación con una brocha se logra su benéfico efecto, o si prefieres, puedes aplicar un poco de gel en donde estén las picaduras de los insectos y darles agua con jugo de aloe diariamente, los resultados serán unos animales sanos y sin insectos en su piel.

Heridas

Al igual que en los humanos, la aplicación de aloe vera en diferentes tipos de heridas en los animales es ciertamente efectiva, ya que puede sanar heridas, mordeduras, hinchazón, torceduras, es más, muchos criadores de fauna diversa incluyen el jugo de sábila en la comida diaria de sus animales, para evitarles afecciones internas, males digestivos y artritis, inclusive utilizan la sábila en vacunas contra la leucemia de los gatos y diversos virus de los perros, entre otros males.

Pero esto no es todo, los perros tienen en ocasiones dolencias que ni siquiera imaginas, como la artritis, que igualmente puede ser aliviada con jugo de sábila cocida. Y para otro tipo de heridas, muchos criadores de canes **aplican gel fresco sobre ellas y asunto arreglado**, en unos cuantos días ya están completamente sanos y sin apenas notarse las cicatrices.

Para las heridas en gallos y gallinas producidas principalmente por ratas, puedes darles jugo de sábila ligero, es decir, al principio con una dosis baja de aloe y posteriormente aumentarla hasta que sanen las heridas, que tardan entre cuatro y seis días.

Hinchazón en patas

Pero esto no es todo, el aloe es totalmente aceptado entre los caballerangos, granjeros y rancheros que tienen a su cuidado la salud de sus caballos. Dependiendo de su actividad, estos sufren con frecuencia hinchazón en patas, para evitarles sufrimiento y que

La Sábila para usos veterinarios

les baje esa inflamación de la piel en los animales, aplícales un algodón empapado en jugo de aloe en las partes afectadas, cubres el algodón con un plástico, lo aseguras con un buen vendaje para que no se caiga y se evapore la solución y casi como de milagro en poco más de un día la hinchazón cederá.

Estos mismos criaderos de caballos pueden mejorar la salud de sus animales agregando jugo de sábila en su comida diaria, esto les ayuda a degradar las proteínas, grasas y almidones del cuerpo, aprovechando al máximo lo mejor de su alimentación.

Por otro lado, también se ha comprobado el empleo terapéutico de la sábila, principalmente un carbohidrato llamado *acemannano*; este importante ingrediente del aloe es sumamente efectivo contra un virus nocivamente infeccioso y mortal, causante de la enfermedad de *Marek*. Este mal ataca principalmente a las aves de corral, gallinas, gallos y palomas y es conveniente conseguir un compuesto que contenga en su mayoría este carbohidrato, mismo que al mezclarlo con la vacuna contra esta enfermedad, aumenta de manera considerable su eficacia, por lo que es especialmente reconocida por los granjeros.

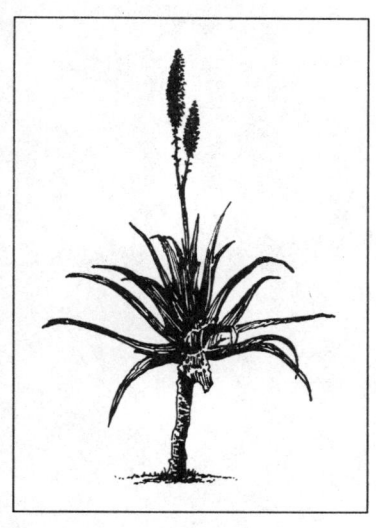

Lo que debemos saber sobre la sábila

Dentro de las muchas propiedades de la sábila, debo destacar que es ligeramente purgante y no debe prolongarse su uso porque también es irritante cuando lo ingieres, aunque esto depende realmente de cada organismo, ya que <u>sí</u> está recomendada su ingestión diaria, ya sea directa o mezclada con algún otro alimento. Cada quien debe calcular cuál es su máxima medida al ingerir o aplicar la sábila en heridas y lesiones.

¿Por qué menciono esto?, porque hasta ahora ningún laboratorio medicinal o naturista ha afirmado que la sábila sea un medicamento y así debemos de tomarlo. Sin embargo, los resultados de quienes han utilizado el *aloe vera* son en su gran mayoría, a favor de esta maravillosa planta, ya que no se ha comprobado que haga ningún mal y sí en mucho alivia diversas y perseverantes enfermedades de los humanos y animales.

Aunque aún queda mucho por investigar sobre la sábila, la creencia popular ya se ha encargado de dar su veredicto y es que el *aloe vera* es lo más parecido a la panacea universal que tanto han buscado los químicos, alquímicos y médicos para curar y aliviar todas las enfermedades del ser humano y de la fauna que comparte con el hombre en este hermoso planeta azul llamado Tierra.

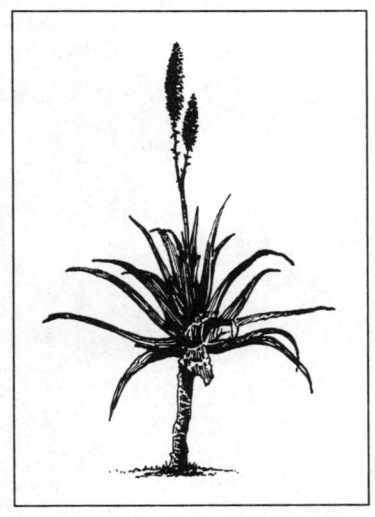

Comentarios finales

Comentarios finales

Si en alguna planta debemos poner toda nuestra atención (y los laboratorios de investigación ya lo están haciendo) es en la enorme cantidad de propiedades curativas y preventivas de la sábila o aloe vera, ya que estudios médicos recientes empiezan a demostrar que esta maravilla de la naturaleza del mundo vegetal, puede ayudar a sanar enfermedades como las ya descritas y además, tuberculosis pulmonar y bronquial, úlcera duodenal, artritis deformante, parálisis en las piernas, dolores reumáticos muy fuertes, varios tipos de cáncer, herpes I y II, (inclusive la homeopatía ya ha incorporado en definitiva el *aloe socotrina* como regulador de los procesos digestivo y excretores del organismo) y hasta del SIDA. En este último caso no impide la muerte de la víctima, pero sí ayuda a detener el avance de esa temible enfermedad y probablemente, con el tiempo, sea la sábila la que proporcione el ingrediente activo necesario para lograr, por fin, la ansiada vacuna contra el VIH humano que tantas muertes y penas ha causado en el mundo.

Así que amiga, amigo lector, tienes en tus manos este libro que puede ser una llave para que modifiques sólo un poco tu dieta y agregues cualquier producto de sábila en tus comidas diarias y los resultados los tendrás en unas horas, días, semanas o meses, dependiendo de la afección que te aqueje o simplemente como complemento de tu alimentación de todos los días. Nada pierdes y ganas mucho si a tu jugo de las mañanas le agregas también jugo de aloe; tu salud, energía y vitalidad te permitirá emprender acciones que mejorarán tu forma de vida sustancialmente, ya que gozando de salud puedes llevar a cabo tus deseos a corto, mediano y largo plazo, y tal y como afirma el dicho popular hecho canción: *El que tenga salud, dinero y amor, que no los tire...* Tú decides y tienes la palabra.

Índice

Introducción 5
Historia de la sábila 9
Descripción de la sábila 15
    Hojas 19
    Flores 19
    Tallo 20
Reproducción 21
    Por semillas 23
    Por acodo 23
    Por nuevos brotes por trozos de planta 24
    Por estoles 24
Cómo cosechar planta de sábila en casa 25
Otras observaciones 29
    Puntos básicos 31
Propiedades curativas de la sábila 33
Productos de la sábila 37
    Acíbar 39
    Gel 40
    Jugo 40
    Zumo 41

- Polvo 42
- Tintura 43
- Dulces 44
- Crema 45

¿Para qué sirve la sábila? 47
- Antibacterial 49
- Desinfectante 49
- Antitóxico 50
- Antivirus 50
- Antiinflamatorio 50
- Antioxidante 51
- Energizante 51

Aplicaciones mediciales de la sábila 53
- Piquetes de alacrán, escorpión y plantas venenosas 55
- Hígado 55
- Ovarios 55
- Dolores menstruales 56
- Tosferina y riñones 56
- Pulmones 56
- Gripe, asma y resfriado 57
- Aumento de apetito 57
- Purgante 57
- Hemorroides 58
- Herpes genital 59
- Artritis reumatoide 59
- Úlcera estomacal 60
- Hepatitis 61
- Presión arterial 61
- Diabetes 62

Índice

- Desintoxicante general 63
- Dientes y encías 63
- Mal aliento 64
- Fortalecimiento del cabello 65
- Protección para las manos 66
- Lesiones por ejercicios y/o prácticas deportivas 67
  - Luxación 69
  - Raspones 70
  - Ampollas 70
  - Quemaduras por exposición solar ... 70
  - Torcedura e hinchazón de músculos ... 71
  - Pies cansados o adoloridos 72
- Otro tipo de lesiones en la piel 73
  - Llagas y ulceraciones 75
  - Heridas por cortadura 75
  - Acné 76
  - Estrías en senos y abdomen 76
  - Picaduras e irritaciones por insectos y plantas 77
- La sábila para usos veterinarios 79
  - Contra insectos 81
  - Heridas 81
  - Hinchazón en patas 82
- Lo que debemos saber sobre la sábila ... 85
- Comentarios finales 89

ESTA OBRA SE TERMINÓ DE IMPRIMIR
EN MAYO DE 2005 EN LOS TALLERES DE
PRODUCTORA DE LIBROS Y REVISTAS
C. LA VIELA MZ. 2 L. 21, COL. P. ZACATEPEC
C. POSTAL 09560 IZTAPALAPA, D. F.
SE IMPRIMIERON 1,000 EJEM. MÁS SOBRANTES